CONTRIBUTION

A L'ÉTUDE DE

L'OSTÉO-PÉRIOSTITE

CONSÉCUTIVE A LA FIÈVRE TYPHOIDE

PAR

P. TURGIS

DOCTEUR DE LA FACULTÉ DE PARIS

ANCIEN EXTERNE DES HOPITAUX

CHATEAUROUX

IMPRIMERIE ET STÉRÉOTYPIE A. MAJESTÉ

72, RUE GRANDE ET RUE DU TRIPOT, 2

—

1884

CONTRIBUTION

A L'ÉTUDE DE

L'OSTÉO-PÉRIOSTITE

CONSÉCUTIVE A LA FIÈVRE TYPHOIDE

CHATEAUROUX. — TYP. ET STÉRÉOTYP. A. MAJESTÉ

CONTRIBUTION

A L'ÉTUDE DE

L'OSTÉO-PÉRIOSTITE

CONSÉCUTIVE A LA FIÈVRE TYPHOIDE

PAR

P. TURGIS

DOCTEUR DE LA FACULTÉ DE PARIS

ANCIEN EXTERNE DES HOPITAUX

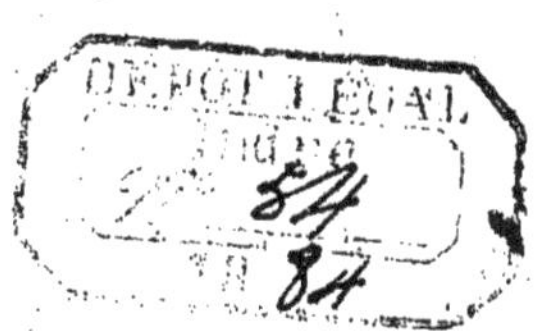

CHATEAUROUX

IMPRIMERIE ET STÉRÉOTYPIE A. MAJESTÉ

72, RUE GRANDE ET RUE DU TRIPOT, 2

1884

CONTRIBUTION A L'ÉTUDE

DE

L'OSTÉO-PÉRIOSTITE CONSÉCUTIVE

A LA FIÈVRE TYPHOÏDE

INTRODUCTION

Nous avons eu, il y a quelque temps, l'occasion d'observer dans le service de notre maître, M. Terrier, à l'hôpital Bichat, un cas d'ostéo-périostite survenue dans la convalescence d'une fièvre typhoïde. Bien que les lésions du système osseux, à la suite des fièvres graves et du typhus abdominal en particulier, soient connues et aient été déjà décrites plusieurs fois, M. Terrier nous a engagé à en faire le sujet de notre thèse.

Nous avons pu, grâce à l'obligeance de nos maîtres, recueillir quelques observations qui, ajoutées à celles qui ont été publiées jusqu'à présent dans divers ouvrages, nous fourniront les éléments nécessaires.

Notre intention n'est pas de donner à ce travail un trop grand développement ; nous n'avons pu nous procurer qu'un nombre trop restreint d'observations, cela nécessiterait des recherches plus complètes et plus longues.

Quant à faire un travail de statistique, nous n'y songeons pas non plus, le mémoire de Keen, qui nous aurait été d'une grande utilité, nous fait défaut. Nous laissons donc à ceux qui pourront recueillir des faits nouveaux ou inédits, le soin de développer plus amplement le sujet. En somme, nous nous proposons de faire, en première ligne, un exposé sommaire de l'historique de la question, en nous réservant d'intercaler nos citations à tel passage qu'il conviendra ; nous nous contenterons ensuite de présenter les observations que nous avons recueillies, d'indiquer les sources auxquelles nous avons puisé nos documents et d'exposer, ou plutôt de résumer le plus complètement possible tout ce qui a été écrit sur cette matière.

Mais, quel titre choisir en pareil cas ? Dirons-nous ostéo-myélite. Après les travaux de M. Lannelongue et la thèse de Rondu, puisque, comme l'a dit M. le professeur Ranvier l'os baigne dans la moelle, ce titre conviendrait mieux sans doute. Dire complication vers le système osseux dans la fièvre typhoïde, serait peut-être prendre la question à un point de vue trop général.

Aussi, tout en tenant compte de l'ostéo-myélite telle qu'on la comprenait avant les travaux des auteurs que nous citons, nous nous contenterons d'intituler notre thèse de l'ostéo-périostite consécutive à la fièvre typhoïde.

En terminant, qu'il nous soit permis d'adresser nos

remercîments à MM. Terrier et Théophile Anger qui ont bien voulu nous aider de leurs conseils, ainsi qu'à notre ami M. Verchère à qui nous devons deux observations et un grand nombre de renseignements.

HISTORIQUE

Ce n'est pas d'aujourd'hui que l'influence des fièvres graves sur les affections du système osseux a été observée et l'on peut dire que si, jusqu'à ces dernières années, ces complications n'avaient pas été le sujet d'un travail spécial un grand nombre d'auteurs les avaient indiquées. C'est ainsi que Levesque cite un passage de Maisonneuve dans sa thèse sur la périostite en 1835. « Quant aux causes qui la produisent, elles pourraient être dans certaines rétrocessions, certaines métastases, certains mouvements dits critiques, qui après les maladies aiguës ont produit quelques fois l'inflammation du périoste et par suite des abcès avec ou sans carie, avec ou sans nécrose. »

Bérard avait parlé de l'influence de certaines fièvres graves.

Chassaignac, (*Gazette de Paris*, 1854), parle de la tendance de l'organisme à sécréter du pus à la suite des fièvres graves, érésipèle, fièvre typhoïde, etc.

Il est vrai qu'il prend la question au point de vue général et ne spécifie pas l'action sur le système osseux.

Cependant cette action ne lui avait pas échappé, car il dit dans son *Traité pratique de la suppuration et du drainage chirurgical.* « Nous ne doutons pas que si on relevait à ce point de vue un grand nombre d'observations de fièvre typhoïde scarlatine et de variole, on ne trouvât un certain nombre de ces abcès périostiques aigus, comme phénomènes critiques de ces exanthèmes tant internes qu'externes [1]. »

Usher Parsons et Drouin parlent également de la périostose survenant comme phénomène critique dans la convalescence de la fièvre typhoïde.

Keen, dans un mémoire présenté en 1878 à Washington, établit que, sur soixante-neuf cas d'ostéites consécutives à des fièvres continues, la moitié environ étaient survenues à la suite des fièvres typhoïdes.

Ces chiffres montrent suffisamment la prédominance des affections typhiques au point de vue étiologique.

En 1879 paraissent sur la question le mémoire de Mercier, *Revue Mensuelle de médecine et de chirurgie*, et la thèse de Levesque ; enfin en 1880 la thèse de Rondu intitulée. *De l'ostéo-myélite dans ses rapports avec la fièvre typhoïde.*

Il serait presque nécessaire, pour n'oublier personne de citer presque tous les auteurs qui se sont occupés des affections des os ; on trouverait certainement beaucoup de passages se rapportent plus ou moins à la question, nous omettons évidemment un certain

1. Cité par Levesque, page 7.
Drouin, *Thèse de Paris*, 1868.
Usher Parsons, *Journal des Progrès des sciences et institutions médicales*, t. XV, p. 54.

nombre de noms et nous nous contentons de citer, en terminant, les travaux de MM. Lannelongue, Bouchard, Gosselin et Siredey.

Nous parlerons plus tard d'une clinique de M. le professeur Verneuil ayant trait principalement à la pathogénie et en dernier lieu d'une leçon de M. Terrillon faite à la Charité, leçon consacrée uniquement à la question qui nous occupe.

Observation I. — (*personnelle*).

Claude Ch. 19 ans, tourneur, entre à l'hôpital Bichat, le 25 février 1884, dans le service de Monsieur Terrier, salle Jarjavay.

Le malade ne présente pas d'antécédents ni de famille ni personnels, il est, malgré la durée de sa maladie, vigoureusement bâti et raconte qu'à 15 ans il était d'une force au-dessus de son âge. Pas de maladies antérieures.

Il raconte que, il y a environ deux ans, il fut atteint d'un zona de la face et de la partie supérieure du tronc à gauche. A peine guéri, il fut pris d'une fièvre typhoïde grave dans laquelle les symptômes abdominaux et thoraciques paraissent avoir prédominé. La durée de sa fièvre fut d'au moins trois mois. A peine rétabli, il veut reprendre ses travaux, mais il est forcé de cesser immédiatement. Des symptômes d'entérite le forcent à garder le lit pendant un temps assez long. En résumé le sujet est resté au moins 8 mois malade. Au bout de ce temps il reprend ses occupations ; mais, peu après, le tour qu'il manœuvrait se détache et vient le frapper à la partie externe du bras où il produit une contusion avec plaie superficielle.

Pansement simple à l'eau-de-vie camphrée.

La plaie guérit rapidement, mais le malade observa qu'il existait dans la région lésée un peu de gonflement. Pas de douleurs spontanées ni provoquées par les mouvements du bras ; malgré la persistance du gonflement il a pu continuer son métier. Notons ici que sa profession l'oblige à se servir principalement du bras droit, qu'il est forcé de tenir toujours élevé. Quelque temps avant son entrée à l'hôpital, il voulut, à la suite d'un pari, soulever un poids assez considérable. A la suite de cet effort, environ 24 ou 30 heures après, il éprouva dans le bras une douleur assez intense pour nécessiter une cessation de travail.

Il entre le 25 février à l'hôpital Bichat, salle Jarjavay.

On constate sur la face externe du bras, au tiers inférieur la présence d'une tumeur manifestement fluctuante.

M. Terrier fait sur la partie externe des bras au niveau et au-dessous de l'insertion du deltoïde une incision de 6 centimètres environ. On constate la présence d'un abcès sous périostique. La partie d'os dénudée est grattée. Plusieurs points de suture ferment la plaie.

Au bout de 18 jours, le malade sort de l'hopital. La plaie est cicatrisée sauf dans l'extrémité déclive ou existe encore le trajet d'un tube à drainage qu'on vient de retirer.

Environ 10 jours après sa sortie la plaie se rouvre spontanément dans toute son étendue, elle a gagné en même temps en largeur ; à ce moment elle donne issue à une collection purulente assez abondante. Le malade n'a pas observé la sortie d'esquilles.

Il entre de nouveau à l'hôpital le 1er avril. Pansement à l'iodoforme d'abord et à la solution phéniquée plus tard.

Du 1er avril au 25, la plaie qui s'était d'abord améliorée a semblé, pendant quelques jours, rester stationnaire.

25 *avril.* — La plaie est en bonne voie ; quoique le malade n'ait pas repris d'embonpoint, l'état général est toujours satisfaisant, pas de fièvre, appétit bon. Il se sent même assez vigoureux du bras malade, pas de douleur spontanée ni pro-

voquée par les mouvements du bras. On fait naître seulement la douleur en pressant sur le tiers inférieur de l'humérus et en appuyant sur le coude, le bras étant dans la demi-flexion. Les mouvements d'extension de l'avant-bras sont assez limités.

1er *mai.* — Les mouvements d'extension sont plus étendus sans être toutefois complets. La plaie est en bonne voie.

Aujourd'hui, 6 mai, même état. La plaie qui s'était d'abord améliorée considérablement, reste à peu près stationnaire. L'état général est toujours très bon et l'appétit parfait. On sera certainement forcé de recourir à un nouveau grattage : Pas d'issue d'esquilles par la plaie.

Nous croyons que cette observation au point de vue de l'influence du traumatisme et de l'action musculaire sur le développement de la périostite est absolument concluante.

La lésion née chez un individu débilité par une longue maladie semble sommeiller pendant un temps assez long sans provoquer trop de gêne, et, sous l'influence d'un effort violent, elle reçoit pour ainsi dire un coup de fouet ; une poussée aiguë se fait et donne lieu à un abcès.

Il y aurait lieu de rapprocher ce cas de la première observation de Keen citée par Mercier. Dans cette observation, Keen rapporte l'histoire d'un jeune homme de dix-neuf ans, vigneron, dont la convalescence fut très longue. En reprenant son travail, il fut forcé de soulever un marteau lourd de la main droite. Les abcès multiples qui donnèrent issue à des esquilles siégeaient tous près de l'insertion du deltoïde. Un autre abcès dans les mêmes conditions siégeait à l'extrémité inférieure du fémur droit ; la guérison fut parfaite.

Nous devons à l'obligeance de M. Théophile Anger la communication suivante recueillie dans le service de M. le professeur Broca, alors chirurgien de Bicêtre, en 1862.

Observation II.

— X. âgé de vingt-sept ans entre à l'hôpital de Bicêtre pour une fistule située vers la partie moyenne de l'avant-bras droit. Sur le trajet du cubitus, on voit une croûte constituée par du pus desséché qui, en tombant, laisse à nu un orifice très petit dans lequel on peut pénétrer avec un stylet à une profondeur de 2 centimètres. Là, le stylet est arrêté par une surface rugueuse, manifestement osseuse. Il existe évidemment à ce niveau un séquestre qui semble mobile sous la pointe du stylet.

Le malade raconte qu'il porte à l'avant-bras, une croûte depuis plus de 10 ans et que cette fistule est survenue au déclin d'une fièvre typhoïde. Il n'a jamais souffert de l'avant-bras. La fistule qui s'est établie ne se ferme pas ; elle se recouvre seulement de cette croûte épaisse qui tombe spontanément tous les mois.

Le 17 mai 1862, M. Broca donne du chloroforme au malade, puis il fait sur le trajet du cubitus une incision de 4 centimètres au fond de laquelle on sent poindre une esquille. Le cubitus est épaissi à ce niveau comme s'il était le siège d'une exostose. L'opérateur saisit avec des pinces l'extrémité de l'esquille et la tire au dehors très facilement.

Pansement simple.

L'esquille retirée a une longueur de trois centimètres : elle était obliquement située dans le corps du cubitus. Elle n'était pas invaginée, et l'incision de la peau a suffi seule à lui donner issue.

Au bout de vingt jours la plaie était complètement cicatrisée.

Il nous manque certainement quelques renseignements sur le malade, tels que ses antécédents de famille et personnels, la forme de la fièvre typhoïde, etc. Y a-t-il eu traumatisme, nous n'en savons rien. Mais ce qui frappe surtout, c'est que le malade a pu, pendant un aussi long laps de temps, vaquer à ses occupations sans éprouver la moindre douleur. Quant à l'origine typhique nous ne croyons pas qu'elle puisse être mise en doute. L'avant-bras n'est pas le siège de prédilection de l'ostéo-myélite de croissance, et d'autres causes que la dothiénenterie n'eussent pas manqué d'appeler l'attention des observateurs.

Observation III.

Observation de Heath, (*Medical Time and Gazette*, 18 décembre 1869).

Egh. H. âgé de vingt-deux ans, natif de *Alisbury*, fut envoyé à M. Heath par M. Ceely, avec une nécrose du maxillaire inférieur.

Au mois d'août 1868, il eut la fièvre typhoïde dans le Wahsall Union et pendant sa maladie, la face s'enflamma, toutes les dents furent déchaussées sans tomber cependant. Au mois de décembre, il vient à Alisbury dans le service de M. Ceely. Le 24 février 1869, le malade fut reçu dans le service de M. Heath à l'University collège Hospital.

Le côté droit du maxillaire inférieur était excessivement enflé et un peu au-dessous de l'articulation se trouvait un *sinus* que la sonde indiquait comme se continuant jusqu'à la base.

Les dents étaient plus ou moins ébranlées ; il y avait sur les gencives quelques ouvertures par lesquelles une grande quantité de matière s'écoulait dans la bouche.

Le malade était bien nourri et son état général était satisfaisant quoiqu'il eût eu dans son enfance une maladie de la hanche.

Le jour de l'entrée du malade, M. Heath fit l'extraction des molaires droites déchaussées, et, en ouvrant la gencive, retira un vaste séquestre comprenant le côté du maxillaire. inférieur depuis la canine jusqu'à l'angle de l'os et renfermant le trou mentonnier.

L'hémorragie fut assez abondante, mais on l'arrêta en tamponnant la cavité de l'os d'où on avait retiré le séquestre. Deux jours après on enleva les tampons et on lava la bouche avec une solution désinfectante.

Le 3 mars 1869 après avoir endormi le malade, M. Heath enleva quelques légers fragments d'os nécrosés qui restaien à l'angle droit de la mâchoire inférieure et commença à enlever du côté gauche la portion cariée qui s'étendait jusqu'à la seconde molaire ; il essaya de sauver les incisives, car, au premier abord, l'alvéole de cette partie de la mâchoire semblait n'avoir pas été atteinte. Il fut reconnu néanmoins que le mal avait envahi tout le corps de l'os, et on fut obligé de sacrifier les dents. En enlevant le séquestre on laissa la charpente complète d'un nouvel os avec une profonde gouttière s'étendant de l'angle droit (qu'on avait presque complètement retiré) jusqu'à la seconde molaire du côté gauche. Il y eut une hémorragie abondante qu'on arrêta, comme la précédente, en tamponnant avec de la charpie. L'opéré eut une bonne convalescence et fut capable de retourner à la campagne dans la semaine ; l'écoulement ayant presque complètement cessé.

Au mois de juin, le malade revint avec une partie de l'os malade du côté droit. M. Heath endormit le patient et enleva la partie malade avec beaucoup de difficultés à travers la bouche, car on s'aperçut qu'elle comprenait tout l'angle et une partie de la branche montante du maxillaire. Après cette opération le malade se rétablit promptement, retourna à la campagne et ne fut pas revu par M. Heath avant le mois d'octobre.

A ce moment, il revint avec une nécrose plus prononcée, occupant la partie restante de la branche montante droite du maxillaire. On en fit l'extraction, le 30 octobre, avec beaucoup de difficultés, et, à partir de ce moment le malade n'a plus souffert ce qui prouve que l'os nécrosé a été complètement enlevé.

Ce qu'il y a de plus intéressant dans ce cas, c'est que le malade a dans ce moment (décembre), un mouvement parfait de la mâchoire, comme si la maladie n'avait pas existé, bien qu'à la dernière opération le corps du condyle droit et à peu près un tiers de la branche aient été enlevés. La réparation a été aussi complète que possible.

Quand nous vîmes le patient, cinq semaines après la dernière opération, il y avait un peu d'ampleur et de proéminence à l'angle droit du maxillaire, et lorsqu'on ouvrait largement la bouche, le maxillaire inférieur était un peu affaissé du côté droit ; mais autrement tous les mouvements de la mâchoire s'exécutaient parfaitement sans gêne ni douleur. Une profonde gouttière dans la gencive, s'étendant de l'angle droit jusqu'à la seconde molaire gauche, indiquait seule la place d'une maladie aussi considérable.

Nous devons à l'obligeance de notre ami, M. le docteur Verchère la communication des deux observations suivantes qu'il a recueillies dans le service de M. le professeur Verneuil.

Observation IV

Cadatte, Ernest, âgé de 18 ans, garçon d'office, entre le 9 octobre 1882, salle Saint-Michel, lit n° 8, dans le service de M. le professeur Verneuil (Pitié).

Ce malade de prime abord semble épuisé, la figure est creuse, les yeux excavés, il est amaigri. Jusqu'à la semaine qui a précédé son entrée, il s'est toujours bien porté. Jamais d'affection antérieure. Il supporta, à ce moment, une fatigue exagérée ; son métier exigeait de lui un travail au-dessus de ses forces. Il s'alita et entra le 9 octobre dans un service de médecine à l'hôpital de la Pitié où une fièvre typhoïde assez sérieuse évolua cependant avec une certaine rapidité. Le diagnostic ne peut être mis en doute.

L'aspect de notre malade à son entrée en chirurgie s'explique par l'état par lequel il est passé. Depuis la fin de sa fièvre typhoïde, on s'aperçut que l'oreille du côté gauche donnait issue à une certaine quantité de pus jaune verdâtre, pus abondant. Les douleurs signalées par le malade à ce niveau attirèrent l'attention de ce côté. Les douleurs venaient surtout la nuit, peu violentes, s'accompagnant de bourdonnements qui fatiguaient beaucoup le malade.

A l'entrée on constate un écoulement assez abondant par l'oreille gauche. Surdité absolue de ce côté. En faisant souffler le malade les narines bouchées, l'air sort avec un bruit très net par le conduit auditif ; perforation du tympan manifeste. De plus, en explorant en arrière de l'oreille, on trouve un point douloureux siégeant sur le bord antérieur de l'apophyse mastoïde et au niveau de celle-ci une tumeur grosse comme un œuf de pigeon et manifestement fluctuante. La peau à ce niveau est rouge, non amincie, la douleur est peu vive au niveau de la poche évidemment purulente ; mais il existe à la pression un point douloureux en avant d'elle.

L'abcès est manifestement dû à une périostite de l'apophyse mastoïde, périostite ayant eu deux facteurs qui ont amené l'affection ; l'état général la dothiénenterie, et l'état local, l'écoulement par l'oreille.

M. Verneuil refuse toute intervention et espère la résolution malgré la présence du pus dans la poche mastoïdienne.

Lotion phéniquée dans l'oreille, application continue de compresses phéniquées.

Le 8 janvier, la résolution était parfaite, il était impossible de trouver trace de fluctuation là où était la tumeur.

Sort pour aller à Vincennes en convalescence.

En résumé, nous avons affaire dans le cas présent à un individu surmené atteint d'une fièvre typhoïde qui n'offre rien de spécial au point de vue de l'intensité des symptômes. Nous devons tenir compte ainsi qu'il est indiqué dans l'observation, de l'influence des deux causes qui paraissent avoir produit la lésion, l'écoulement par le conduit auditif externe et la fièvre. Quelle part devons-nous faire à chacune de ces deux causes? Tout en tenant compte de la première, nous croyons l'influence de la seconde indéniable.

En tout cas, un fait existe, c'est que la résolution complète, même avec collection purulente manifeste s'est produite chez ce malade.

Ce n'est pas du reste le seul cas de résolution observée. On en retrouvera des exemples dans les observations de Mercier et de Rondu.

Dans une de ses cliniques sur l'auto-inoculation interstitielle de cause traumatique, M. le professeur Verneuil rapporte l'observation suivante d'une malade actuellement dans son service.

Observation V.

La nommée X..., 68 ans, entre le 6 janvier 1884, salle Lisfranc, n° 9, dans le service de M. le professeur Verneuil.

La nommée X... est venue de la campagne au mois d'avril dernier pour soigner sa fille atteinte de la fièvre typhoïde. Cette femme est arthritique, très robuste, solide, ayant toujours joui d'une santé irréprochable. Les doigts présentent les déformations d'Heberden. Elle dit avoir eu des fraîcheurs, des douleurs vagues dans les jointures. Le gros orteil ne présente pas de nodosités.

A la suite de sa fille, elle fut atteinte à son tour de fièvre typhoïde et pendant trois mois elle est restée au lit assez gravement malade. Elle s'en remit néanmoins mais resta très affaiblie et amaigrie considérablement.

Elle est, malgré un peu de maigreur persistante, revenue à son état de santé accoutumé, elle est, comme antérieurement robuste et solide.

Il y a quatre mois elle sentit une douleur assez vive au devant du sternum. Cette douleur apparut à la suite d'une pression exercée par le pain qu'elle appuyait sur sa poitrine pour le couper plus facilement. Dès ce moment, apparition d'une tumeur assez douleureuse et saillante, empiétant sur la mamelle. Pas d'abcès ; périostite aiguë de cause typhoïde probable.

Auto-inoculation interstitielle de cause traumatique.

Cette observation est intéressante à tous les points du vue. Et d'abord elle met en relief l'origine traumatique de l'affection ; si léger qu'ait été le traumatisme, son action n'est pas douteuse. On en pourrait conclure, tout en admettant la spontanéité, que dans bien des cas un choc insignifiant et passant inaperçu a pu déterminer la périostite.

D'un autre côté, c'est le moment d'appliquer à la pathogénie de l'affection, la théorie de M. le professeur Verneuil.

La malade, quoique guérie, portait en elle, dans ses vaisseaux un microbe typhique quelconque ; puis à la suite d'une lésion sous-cutanée très minime il sortit des vaisseaux une colonie de culture qui donna lieu à la formation d'une périostite.

Nous trouvons dans une leçon de M. Terrillon, publiée par M. le docteur Routier dans le *Progrès médical*, les trois observations suivantes que nous résumons [1].

Observation VI.

N° 5, salle Sainte-Vierge. Ce jeune homme a eu une fièvre typhoïde en 1880 ; elle ne présenta rien d'anormal ; mais le vingtième jour de sa convalescence il vit se produire une tuméfaction vers le tiers inférieur et interne de la cuisse droite ; cette grosseur, douloureuse au début, avait le volume d'un œuf de poule, nous dit le malade.

Sous l'influence du repos et de certaines médications, la tuméfaction diminue, et il peut reprendre son travail. Mais la grosseur n'avait pas complètement disparu et après trois mois il y eut une récidive.

Alors ce fut un abcès qui vient pointer non pas au côté interne mais au côté externe de la cuisse.

1. *Progrès médical* du 12 avril 1884.

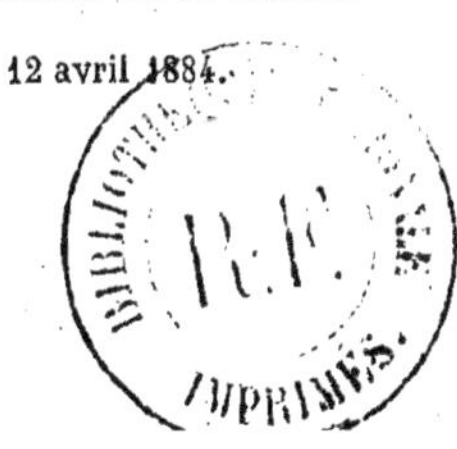

Un médecin l'ouvrit, et depuis il est resté fistuleux. Une petite sonde molle conduite dans ce trajet pénètre à 12 ou 14 centimètres vers la partie interne de la cuisse où nous trouvons encore une tuméfaction qui sans être douloureuse est cependant un peu sensible. L'opération a consisté en un large débridement sur la partie externe de la cuisse parallèlement au fémur en prenant la fistule pour le milieu de l'incision. Bientôt le doigt est arrivé dans une vaste cavité qui passait en avant du fémur dénudé et rugueux et qui s'étendait sur la partie interne. On a gratté la face externe du fémur, mais il a fallu faire une seconde incision pour gratter la face interne.

La suppuration revint abondante. Température élevée. On passa des drains dans tous les points qui semblaient décollés. L'amputation s'imposait quand le malade mourut d'hémorragie par ulcération de l'artère poplitée.

Autopsie. Fémur hypertrophié dans son tiers inférieur. De plus sur sa face interne se trouve un orifice qui conduit dans une cavité purulente.

Observation VII

Salle Sainte-Catherine, n° 8

Jeune femme vingt-deux ans antérieurement bien portante. A eu en 1882 une fièvre typhoïde grave avec rechute. Dans la convalescence elle ressent des douleurs sur le tibia droit et le cubitus gauche, gonflement, abcès consécutifs qui sont restés fistuleux. Elle raconte que, étant enfant, elle a eu une fracture du tibia et une du cubitus précisément au niveau de ces abcès.

1° Au cubitus, os rugueux décollé dans l'espace d'une pièce de 20 sous, grattage de l'os ; ultérieurement issue, d'une petite esquille, guérison.

2° « Sur le tibia, la lésion était plus complexe. La fistule des parties molles m'a conduit sur un petit orifice osseux, que j'ai agrandi et j'ai trouvé une cavité creusée dans l'os et pleine de fongosités. Je l'ai aussi grattée fortement et aujourd'hui elle est complètement guérie. »

Observation VIII

N° 7, salle Sainte-Catherine

A eu il y a quinze mois une fièvre typhoïde qui a duré six semaines; trois semaines après, élancements très douloureux à la partie antérieure du tiers moyen du tibia ; huit jours après apparition d'une grosseur du volume d'une noix avec douleur telle que la marche fut impossible pendant un mois. Amélioration; la malade reprend ses occupations.

En juin 1883, nouvelle rechute ; elle entre à l'hôpital.

Monsieur Berger ouvre l'abcès et gratte l'os qu'il trouve malade ; guérison.

Sort encore guérie.

Elle entre, le 3 janvier, chez M. Terrillon pour une nouvelle rechute.

ÉTIOLOGIE

Nous pourrions diviser les causes de l'affection qui nous occupe en causes prédisposantes et en causes déterminantes. De ces causes, les unes relèvent de l'individu lui-même, de son tempérament et des conditions dans lesquelles il se trouve ; les autres sont inhérentes à la maladie elle-même, à la dothiénenterie. Nous avons donc à tenir compte du tempérament, des antécédents de l'individu, des conditions d'hygiène dans lesquelles il se trouve, nous avons aussi à rechercher les causes accidentelles qui auraient pu déterminer la lésion. D'un autre côté, nous devons noter la forme de la fièvre, sa durée, sa gravité et spécifier à quelle époque de la maladie ou de la convalescence la complication évolue. Étant donné que nous nous proposons de traiter l'action de la dothiénenterie dans le cas présent c'est par elle que nous commencerons.

C'est dans la convalescence même que, dans la grande majorité des cas, se produit la complication. D'après M. Levesque les symptômes apparaissent du trentième au cinquantième jour. Keen (d'après Levesque) donne la statistique suivante : Les accidents se sont présentés :

— 10 fois dans les deux premiers septenaires.

— 27 fois de trois à six semaines.

— 10 fois plusieurs mois après.

Le journal de M. Lucas Championnière donne à peu près les mêmes chiffres que M. Levesque, et indique comme débuts de la complication le cinquième et sixième et quelquefois septième septenaire [1].

Le même journal ajoute « quant à la forme de la fièvre typhoïde, il ne semble pas qu'elle ait d'influence spéciale », nous reviendrons sur ce sujet.

Nous ne croyons pas trop nous avancer en disant que la fièvre agit différemment suivant les individus qu'elle atteint. Ou bien elle évolue chez un individu robuste, sans antécédents et alors elle crée la prédisposition, alors il faut chercher dans une cause accidentelle l'origine de la complication. Ou bien, elle atteint un sujet cachectique, scrofuleux et en somme dont les antécédents sont mauvais et alors devient cause efficiente.

Telle est du moins l'opinion de M. Rondu qui dit, page 37 : « ou bien le typhus dont la forme est bénigne frappe un individu qui se trouve dans une sorte de misère physiologique, soit par les privations, soit par un tempérament débilité par une diathèse quelconque, ou bien, chez un adolescent naturellement fort et vigoureux, la fièvre typhoïde se manifeste sous une forme grave. »

1. *Journal de médecine et de chirurgie pratiques*, année 1882, page 334.

On est donc conduit à rechercher si la spontanéité de la complication ne se présente pas de préférence chez les individus cachectiques.

La forme de la fièvre typhoïde comme nous le disions plus haut paraît avoir peu d'influence. Cependant, on peut dire que chez la grande majorité des sujets la fièvre a revêtu la forme adynamique grave, et la durée a été longue. D'autres fois la fièvre évolue normalement, mais la convalescence présente une longueur insolite, et la réparation ne se fait pas malgré l'état satifaisant des voies digestives et un retour complet de l'appétit. Quant à établir une relation entre la spontanéité de la complication et les antécédents de l'individu dans la forme légère de la dothiénenterie, nous ne pouvons formuler rien de précis ; les renseignements manquent dans une partie des observations que nous avons lues ; une seule paraît concluante, c'est l'observation IV de Levesque : La malade dont il rapporte l'histoire était chétive adonnée à une profession sédentaire. La fièvre évolua chez elle en vingt jours et sans qu'on puisse trouver trace de traumatisme dans les premiers jours de la convalescence, elle fut atteinte de périostite des deux tibias. Le tout se termina d'un côté par résolution et de l'autre par périostose persistante sans suppuration. La malade n'était pas syphilitique.

Sexe. — Si nous nous en rapportons aux observations que nous avons sous les yeux, la complication serait plus fréquente chez l'homme que chez la femme. Ainsi nous trouvons que sur 26 malades il y a 18 hommes et 8 femmes seulement, l'écart est certainement trop grand, attendu que dans ces observations figurent celles de M. Mercier qui n'ont nécessairement trait qu'à des hommes. Il est cependant probable que l'homme étant plutôt destiné aux fatigues musculaires, et par conséquent au traumatisme, la périostite doit se rencontrer plus fréquemment chez lui.

L'âge a indubitablement une influence plus grande c'est surtout dans l'enfance et l'adolescence que la complication est observée. Aucun âge cependant n'en est à l'abri ; ainsi M. Rondu donne l'observation d'un enfant de huit ans, et une de nos malades a été atteinte à l'âge de 68 ans. Keen a trouvé 19 sujets âgés de moins de vingt ans, 11 malades de vingt à trente, 6 de trente à quarante et 5 au-dessus de quarante ans [1].

D'un autre côté M. le professeur Bouchard dit « j'ai compulsé les observations publiées dans ce sens (périostite suite de typh.) et je n'ai été nullement étonné qu'elles aient trait à les adolescents ».

M. Rondu n'envisage les accidents osseux qu'au point de vue de l'ostéo-myélite, se produisant chez les individus dont le système osseux est incomplètement développé, il admet cependant des exceptions et ajoute plus loin [2] : « dans le plus grand nombre des cas, il faut faire entrer en ligne de compte une diathèse quelcon-

1. *Dictionnaire encyclopédique des sciences médicales* (2me série, t. XVIII, p. 435).
2. Rondu, *Thèse*, p. 10.

que, soit scrofuleuse, soit rhumatismale, soit syphilitique. »

Levesque trouve le maximum de fréquence chez les hommes de vingt à vingt-cinq ans et un peu plus tôt pour les femmes; nous arrivons sensiblement au même résultat.

Quand au surmenage et au traumatisme, tous les auteurs les admettent tout en accordant à ce dernier une valeur plus ou moins grande. Ainsi Mercier y attache une grande importance ; pour lui, ce n'est pas seulement dans le cas où le traumatisme est avéré qu'il faut en tenir compte. mais il pense encore qu'un choc insignifiant, dont le malade peut n'avoir pas eu conscience, est capable, en raison du peu de vitalité des tissus, de déterminer la lésion. Dans une de ses observations il tient même compte du décubitus[1].

Le même auteur, parlant du surmenage et citant Gaujot suppose une scrufulose acquise, et ajoute en parlant des soldats qu'il a observés : « Ne pourrait-on pas admettre que ces malades étaient sous l'imminence de suppurations périostiques, et que l'affaiblissement causé par la fièvre typhoïde n'aurait fait qu'avancer l'éclosion de la maladie. »

Levesque, tout en admettant le traumatisme, en discute la valeur au point de vue étiologique ; pour lui, le trausmatisme n'agirait pas aussi souvent que le dit Mercier.

1. Mercier, obs. I.

Quant à Rondu, il s'exprime ainsi : « En nous basant sur nos seules observations, nous dirons que l'ostéo-myélite survient surtout chez les convalescents qui reprennent trop tôt leurs occupations, surtout des occupations fatigantes, ou encore chez ceux qui ont éprouvé un traumatisme [1]. »

L'influence du traumatisme n'est donc pas à démontrer. Quant à l'opinion de Mercier à ce point de vue, elle nous paraît absolument justifiée ; ne voyons-nous pas chez le second malade de M. le professeur Verneuil la complication survenir à la suite d'une contusion insignifiante ? Nous croyons avoir suffisamment établi précédemment l'action du surmenage et de l'effort musculaire ; cela résulte de l'étude de la première observation de Keen citée par Mercier, ainsi que de notre observation personnelle ; nous ne reviendrons donc pas sur ce sujet.

Nous pouvons maintenant assez logiquement indiquer les points d'élection de la lésion. Partout où un os sera sous-cutané, partout où s'insérera un muscle puissant, partout enfin où existera un cartilage de développement, on aura des chances de la rencontrer. Les os seront atteints d'autant plus fréquemment qu'ils subiront plus souvent l'action musculaire et qu'ils seront plus exposés aux violences extérieures. « Outre l'affaiblissement, dû à la fièvre, on a cherché à savoir s'il n'intervenait pas quelque traumatisme ; eh bien, presque toujours on trouve une cause pour si légère qu'elle soit : ce sont de petites contusions que

1. Rondu, *Thèse*, page 39.

se fait le malade en montant au lit, des contractions un peu violentes qui, certainement, chez un sujet en bonne santé n'auraient produit aucun désordre[1]. »

D'autrefois une lésion de voisinage ou un traumatisme ancien constitueront un lieu de moindre résistance. Voyons donc si l'observation nous donne raison. Aucune région n'a échappé à la maladie et Keen présente la statistique suivante :

« La tête a été prise 22 fois.
Le tronc 7 fois.
Les extrémités supérieures 6 fois.
Et les extrémités inférieures 42 fois. »

On voit donc que la fréquence est à l'avantage de celles-ci en raison même de la fatigue qu'elles supportent.

1. Terrillon, *loc. cit.*

SYMPTOMES, MARCHE, DIAGNOSTIC.

L'ostéo-périostite dont nous parlons, a pour caractère, comme nous l'avons dit plus haut, d'avoir une marche à peu près apyrétique ; en tout cas, s'il y a de la fièvre elle ne revêt jamais la forme rapide suraiguë de la périostite diffuse ; les symptômes généraux font à peu près défaut au début ; tout au plus pourrait-on noter une longueur insolite de la convalescence que rien n'explique et un défaut de réparation malgré les toniques, l'appétit et l'état satisfaisant des voies digestives. Cet état dure plus ou moins longtemps suivant les cas ; puis un jour la faiblesse s'accentue, la pâleur et la maigreur de la face se prononcent davantage sans que la maladie accuse d'autre malaise qu'un peu de pesanteur et d'engourdissement dans un membre.

C'est à ce moment, d'après Mercier, que débute la périostite et quelques jours après elle se révélera par des symptômes plus précis. Il dit : page 39 : « Au bout de quatre ou huit jours ces symptômes s'accompagnent de douleurs vives. La peau reste normale, ni rouge, ni chaude, et cet état de la peau est indiqué par Chassaignac comme accompagnant exclusivement la périostite. » Ainsi le premier symptôme vraiment saillant est la douleur localisée en un point sans irradiation.

On peut presser et même percuter l'os en dehors du point enflammé sans pour cela éveiller de sensibilité. « Ce symptôme, dit Mercier, suffit à éloigner l'idée d'une nécrose centrale que le docteur Keen déclare être très fréquente. »

Cette douleur est vive, exaspérée par la pression, la station verticale et la marche quand elle siège aux membres inférieurs ; elle augmente souvent pendant la nuit. Certains malades éprouvent un sentiment de constricton comparable à celle d'un étau, d'autres la comparent à la douleur du panaris. Tout peut se terminer là et disparaître, ce qui est rare. D'autres symtômes ne tardent pas à mettre le malade et le médecin sur la voie ; c'est un gonflement survenant au lieu même de la douleur et plus ou moins facilement perçu suivant le siège. Il n'y a ni rougeur ni chaleur de la peau qui est mobile, tout au plus dans les cas les plus sérieux, prendra-t-elle plus tard une légère teinte érésipélateuse.

Nous ne nous sommes jusqu'à présent occupé que de la douleur comme symptôme initial. Les autres phénomènes seront décrits avec la marche que suit l'affection dans ses différentes formes.

Tantôt l'ostéite est unique, circonscrite, tantôt elle atteint simultanément ou successivement plusieurs points du squelette ; la récidive sur place est assez fréquente.

On pourrait dire avec M. Hutinel que l'ostéo-périostite se présente sous trois formes.

Dans la première elle est circonscrite, les symptômes sont peu accentués et la résolution se fait complètement. Trois cas peuvent se présenter ; dans le premier il n'y a que peu ou point de gonflement au niveau de la lésion ; dans le second il y a tuméfaction mais sans suppuration, enfin dans le troisième cas la suppuration existe mais le pus se résorbe sans laisser de traces. La durée de cette première forme est généralement assez courte.

Une seconde forme donne lieu à des exostoses persistantes. « Le début, dit M. Hutinel, est lent comme dans les périostites légères ; peu à peu l'os se déforme il se tuméfie en un point, puis au lieu de tendre à la résolution, l'ostéo-périostite persiste sous l'apparence de véritables périostoses. Parfois ce début subaigu fait défaut, c'est d'emblée sans douleur, sans gêne fonctionnelle et avec les caractères qu'elle gardera toujours que la périostose se produit. Il n'est pas rare alors de trouver plusieurs os lésés [1]. »

Enfin sous une troisième forme les symptômes sont plus accentués, la douleur est plus vive, la suppuration s'établit accompagnée de fièvre et de symptômes inflammatoires qui cependant, dans la plupart des cas, ne sont pas très accentués ; soit qu'on ouvre l'abcès, soit que le pus se donne issue spontanément, on peut avec M. Terrillon distinguer trois cas.

Dans le premier, le pus étant évacué on constate

1. Hutinel. *Complications de la fièvre typhoïde*. Thèse d'agrégation, p. 130.

avec un décollement du périoste, une lésion très superficielle de l'os, lésion qui peut se réparer assez vite sans qu'il y ait issue d'esquilles.

Mais cette terminaison est relativement rare : le plus souvent l'exploration révèle un état rugeux de l'os et la lésion se termine par une nécrose superficielle qui, si l'on n'intervient pas, donnera lieu à une fistule et à une suppuration plus ou moins longue jusqu'à élimination du séquestre. « Nous croyons, dit M. Levesque que cette nécrose quand il y a périostite suppurée est la règle. » A ce propos nous avons dit plus haut que Mercier nie la nécrose centrale admise par Keen. Nous croyons devoir citer la deuxième observation de Keen publiée par Mercier lui-même chez un jeune homme de seize ans, la trépanation du tibia donna issue à un petit séquestre interne.

L'intervention chirurgicale n'amène pas toujours un résultat définitif et la récidive se fait souvent sur place, témoin cette malade de M. Terrillon qui, après deux grattages de l'os faits à peu d'intervalle de temps a présenté une troisième récidive.

Dans un autre cas, la suppuration se fait sur la face externe du périoste, il y a périostite externe. « Ces cas, dit M. Terrillon, quoique d'apparence bénigne donnent lieu à des fistules rebelles, mais celles-ci ne conduisent pas sur l'os dénudé. »

Ces diverses formes de l'ostéo-périostite ne se présentent pas toujours isolément, elles peuvent se succéder sur le même point et tel cas dans lequel la résolution s'est produite peut, à la suite d'une nouvelle poussée, se terminer par suppuration et nécrose.

Elles se présentent parfois en même temps ou successivement sur divers points. Ainsi, sur vingt-six observations nous trouvons que la périostite a été sept fois multiple. Elle a été observée huit fois chez le même malade. Tout peut rentrer dans l'ordre après une première atteinte, mais il n'en est pas toujours ainsi, comme nous l'avons dit plus haut. La tuméfaction et la résolution dans certains cas alternent plusieurs fois pour aboutir à une suppuration définitive. C'est ainsi que M. Terrillon a observé chez un malade cinq poussées successives sans qu'il y ait eu suppuration. « J'assiste, dit M. Terrillon, à la sixième poussée, toujours sans suppuration. Elle finira par suppurer, j'en suis convaincu. »

Nous avons parlé de la récidive sur place, même après intervention chirurgicale ; nos observations 1, 3 et 8 en sont des exemples.

La durée est généralement longue et l'affection ne se termine souvent qu'au bout de plusieurs mois, quelquefois plusieurs années, sans que pour cela l'état général paraisse en souffrir trop. C'est ainsi que nous relevons dans une observation de Keen une durée de 5 ans suivie de guérison parfaite. Nous voyons dans une de nos observations la guérison se produire au bout de 10 ans après intervention ; mais dans ce cas, il est plus que probable que l'intervention faite plus tôt aurait abrégé la durée.

Tous les auteurs s'accordent à dire que cette complication de la fièvre typhoïde est surtout grave chez les enfants et les adolescents, alors que le système osseux est en plein développement. « Chez ces derniers, dit M. le professeur Bouchard, il se fait souvent des croissances rapides pendant l'état de maladie et alors la détérioration de l'organisme est due, autant à la croissance excessive, à l'inanition absolue et parfois très prolongée, qu'aux métamorphoses exagérées et anormales qui sont le fait de la maladie, notamment de la fièvre typhoïde. »

M. Hutinel conclut dans le même sens.

Le pronostic en somme est sérieux ne serait-ce que parce que la durée peut être très longue. Cependant, tout bien considéré, si nous nous en rapportons uniquement aux observations que nous avons lues, la terminaison est, en général, favorable. Nous ne trouvons sur nos 26 observations que deux cas de mort. Dans l'un (observation de Mercier), la complication s'était produite dans le courant d'une fièvre typhoïde grave à forme adynamique et il est permis de penser que cette terminaison est plutôt le résultat de la maladie primitive que de la périostite. Dans l'autre cas (observation de M. Terrillon), le malade est mort d'hémorragie par perforation de l'artère poplitée. C'est donc un fait purement accidentel. Il est vrai que dans ce cas les symptômes furent suffisamment graves pour que le chirurgien déclarât l'amputation inévitable.

Dans quatre cas, la terminaison est inconnue, mais la marche permet de penser qu'elle a été favorable.

Dans les autres observations la guérison a été parfaite et il n'est resté ni troubles trophiques, ni troubles fonctionnels importants.

Est-il possible, à quelque moment qu'on observe le malade, de fixer une durée, même approximative, à l'affection. Nous croyons que, au début surtout, ce serait s'aventurer que d'annoncer une guérison prochaine, puisque l'expérience le démontre, la récidive est fréquente, même après les traitements les mieux dirigés. M. Terrillon, attribue une grande importance à la présence des fongosités de bourgeons charnus atones qui tendraient à prolonger l'affection. Leur absence, au contraire, est une circonstance favorable à la guérison.

Au début, l'affection passe souvent inaperçue, cependant l'engourdissement, la pesanteur du membre, la pression douloureuse sur un point, pourraient la faire soupçonner.

Lorsque l'os est superficiel le diagnostic est facile, la peau est saine, la douleur n'a pas d'autre siège que l'os et son enveloppe qui est dure, gonflée, mamelonnée.

On a pu prendre l'ostéo-périostite pour une manifestation du rhumatisme. En ce qui concerne l'arthrite rhumatismale la distinction est facile. Quant à l'ostéite rhumatismale des os longs sans arthrite, elle n'est pas aussi nettement circonscrite ; il y a un gonflement diffus qui n'est jamais considérable et qui donne un peu de chaleur à la main ; il n'y a pas de douleurs nocturnes. Il faut rechercher si le malade n'a pas d'antécédents rhumatismaux [1].

On a pu la confondre avec les différentes formes de l'ostéite syphilitique, mais cette dernière a pour caractère d'être spontanément douloureuse ; les douleurs sont surtout violentes pendant la nuit. Ici encore les antécédents éclaireront le diagnotic [2].

Dans le phlegmon le gonflement est plus rapide, les symptômes fébriles plus accentués et l'inflammation de la peau plus franche. Dans certains cas, une *tumeur,* surtout un *ostéo-sarcome* au début présente une grande ressemblance à l'ostéite ; il peut arriver qu'une marche ultérieure de la maladie soit seule capable de fixer le diagnostic. La rapidité du développement et l'existence de douleurs lancinantes doivent faire pencher pour un ostéo-sarcome [3].

ANATOMIE PATHOLOGIQUE ET PATHOGÉNIE

Nous ne décrirons pas l'anatomie pathologique de l'ostéo-périostite consécutive à la fièvre typhoïde ; nous croyons que des lésions n'offrent rien de spécial dans ce cas. Nous nous contentons d'exposer les opinions de quelques auteurs sur l'état de l'os dans la dothiénenterie.

M. le professeur Gosselin examinant les os de certains sujets morts de fièvre typhoïde, a trouvé la moelle plus rouge, plus vascularisée et moins pourvue

1. Gosselin. *Dictionnaire de médecine et de chirurgie pratiques,* T. 25. p. 334.
2. Gosselin. *Loc. cit.* p. 326.
3. Heydenreich. Art. *Ostéite* du Dict. de Déchambre.

de graisse qu'à l'état normal sans pour cela que le reste de l'os fût plus malade.

Ponfick et Neumann ont également noté dans le même cas l'état congestif et les modifications de la moelle.

M. le professeur Bouchard a fait la même observation, et, après avoir parlé de l'ostéite de croissance à la suite de la fièvre typhoïde, il ajoute : « Il arrive qu'aux symptômes de l'influence médullaire, viennent en quelques points du corps s'ajouter les symptômes de l'ostéo-périostite phlegmoneuse avec ses conséquences et sa gravité [1]. »

M. Hutinel conclut dans le même sens, et, parlant du travail actif de formation qui suit la fièvre, il dit : « Ce travail se fait aussi bien sous le périoste qu'aux épiphyses ; il n'est donc pas étonnant que, dans les conditions anormales où se trouvent les convalescents, ce travail ne dévie de son but, et au lieu d'aboutir à une formation osseuse, n'arrive qu'à la production d'une phlegmasie [2]. »

Keen (cité par Mercier page 44,) parlant de la nécrose de la lamelle interne des os longs fait intervenir la prolifération des cellules mères de la moelle, le peu d'impulsion du cœur et la dégénérescence granuleuse des vaisseaux.

Rondu, page 55 : « Le sang n'apporte plus que des éléments viciés, qui loin de servir à l'entretien ou au

1. Bouchard *cours de thérapeutique et de pathologie générales* 79-80.
2. Hutinel *loc cit.*

développement des organes, ne servent plutôt qu' à hâter leur altération. »

Pour M. le professeur Gosselin le décollement du périoste ne joue pas seul un rôle dans la production de la nécrose, et c'est surtout à l'ostéite parenchymateuse suppurée qu'elle est due [1].

Il nous reste à exposer brièvement les idées de M. le professeur Verneuil sur l'auto-inoculation ; elles rendent parfaitement compte, croyons nous, dans certains cas, de la pathogénie de la périostite. D'après M. Verneuil, l'inoculation se produit de trois manières. Dans le premier cas elle résulte du contact fortuit de deux êtres, l'un contaminant, et l'autre contaminé ; c'est l'inoculation simple. Dans le second cas, le virus provenant d'un être vivant, se fixe sur des corps bruts ou flotte dans l'atmosphère ; c'est l'inoculation mésologique. Enfin dans le troisième cas le futur contaminé porte en lui-même le poison qui, à la faveur d'une circonstance accidentelle, trouvera l'occasion de se développer ; c'est l'auto-inoculation la seule qui nous intéresse en ce moment. « Le microbe colon peut vivre dans un milieu suffisant pour que son existence soit assurée et insuffisant pour son développement. (Dans ce cas ce milieu serait le sang). On le voit végéter dans ce milieu jusqu'au jour où un hasard, heureux pour lui, l'introduit dans un milieu fertile. » Il suffit de relire nos observations 1 et 5 pour voir qu'il est facile de leur appliquer le passage précédent.

1. *Dictionnaire de médecine et de chirurgie pratiques*, t. XXV ; p. 362 et 363.

cédent. Dans d'autres cas, comme dans l'observation 7, c'est un traumatisme antérieur (fractures) qui a créé pour ainsi dire un *lieu de moindre résistance*.

Nous regrettons de n'avoir pas eu connaissance de la leçon clinique de M. Verneuil et nous renvoyons à la *Semaine médicale* du jeudi 30 août 1883 où ses idées sont exposées.

D'après ce qui précède, l'altération du sang jouerait un rôle important dans le développement de la périostite; mais nous croyons avec plusieurs auteurs que d'autres éléments y participent, nous voulons parler des altérations cardio-vasculaires. Le cœur en effet est mou, flasque, et ne donne plus au sang une impulsion normale; d'autre part, les petites artères présentent à des degrés différents les caractères de l'endartérite; la dégénérescence graisseuse des parois des capillaires a été également notée. Il n'est pas douteux que tous ces éléments concourent dans une mesure variable au développement de l'affection.

Nous ajoutons au dernier moment l'observation suivante que veut bien nous communiquer M. Damaschino.

Observation IX

C. Frédéric, âgé de 52 ans, employé entre le 25 mars, à l'hôpital Laennec, salle Bayle, n° 24.

Ce malade a été déjà soigné dans le service pour une fièvre typhoïde à forme ordinaire, sans complications, qui guérit au bout de 40 jours.

Il revient dans le service après avoir été en convalescence à Vincennes pour une ostéite développée au niveau du cubitus ; cette tumeur s'est développée sans grande douleur et peu à peu.

Actuellement on constate à la partie supérieure du cubitus gauche une tumeur allongée d'une longueur d'environ 12 centimètres ; elle commence un peu au-dessous du coude, elle est renflée à la partie supérieure et se termine insensiblement en bas. Les rapports sont les suivants : elle est sous-cutanée, la peau glisse parfaitement sur elle ; il n'y a aucune adhérence nulle part. Profondément elle est implantée sur le cubitus avec lequel elle fait corps. Quand on essaye d'explorer la région, le malade souffre légèrement, mais l'exploration est possible. La peau n'a pas changé du tout ses caractères normaux, elle est souple et n'est pas rouge. Du côté du coude il n'y a aucun phénomène anormal, l'articulation est indolente et joue bien. En somme, d'après les signes précédents, on diagnostique une tumeur développée aux dépens de l'os (ostéite), à la suite de la fièvre typhoïde. Il n'y a rien ailleurs, on ne trouve pas de syphilis dans les antécédents, pas plus que de traumatisme. Le malade est alcoolique.

Pendant son séjour à l'hôpital il a été soumis à l'iodure de potassium ; la tumeur diminue mais lentement.

Traitement. La première indication est évidemment d'instituer le traitement général et de relever les forces du malade par l'alimentation et les toniques, viandes saignantes par exemple, quinquina, etc. Il va sans dire que la médication doit être dirigée contre la diathèse, s'il en existe une.

Quant au traitement local, les avis sont partagés ; les uns avec Usher Parsons et surtout Mercier, conseillent d'appliquer au début sur la tumeur des révulsifs tels que la teinture d'iode, les vésicatoires, aidés de la compression et du repos. Mercier se garde de donner issue au pus et préfère attendre sa résorption ou son issue spontanée. La résolution après suppuration s'est produite quelquefois, mais elle est trop rare à notre avis pour qu'on fasse de l'abstention une règle de conduite. Aussi, avec la plupart des chirurgiens et M. Terrillon, pensons-nous qu'il faut intervenir. La ponction ne donne guère de résultat, le pus se reforme et le trajet reste parfois fistuleux. Il est préférable d'inciser largement la poche purulente et de pénétrer jusqu'à l'os qu'on pourra examiner tout à l'aise : « Si le périoste seul est malade, grattez-le pour provoquer une inflammation franche ; si l'os est malade, ruginez-le jusqu'au tissu sain, s'il y a un séquestre enlevez-le[1].....» Il faut agir de même quand il y a une ou plusieurs fistules, et détruire les fongosités qui existeraient aussi bien dans la fistule que sur l'os. Ce n'est pas seulement dans le cas de suppuration manifeste que l'intervention est indiquée, M. Terrillon conseille même l'incision prématurée quand le gonflement se produit dans le but de tâcher d'enrayer la maladie comme on arrête le phlegmon. Nous disions plus haut que l'incision et le grattage ne mettaient pas toujours à l'abri d'une récidive ; cela est vrai, mais on a toute chance d'abréger ainsi l'affection, si elle ne guérit pas d'emblée, et d'éviter au malade les inconvénients d'une longue suppuration.

1. Terrillon, *loc. cit.*

Conclusions. — Nous croyons pouvoir conclure en terminant que l'ostéo-périostite consécutive à la fièvre typhoïde résulte de la localisation du poison typhique qui, sous l'influence d'une cause générale ou accidentelle, trouve un terrain favorable à son développement.

Elle se termine par résolution, exostose ou plus souvent par suppuration ou nécrose ; toutefois la suppuration n'exclut pas la résolution et le pus peut se résorber sans laisser de traces, ce qui est rare.

Elle est parfois multiple et atteint successivement ou simultanément plusieurs points du squelette.

La durée est généralement longue et la récidive assez fréquente ; la récidive peut se présenter plusieurs fois de suite sur le même point.

A part de rares exceptions, la guérison est la règle et le retour à la santé parfaite, quelle que soit la durée. Si nous nous en rapportons uniquement aux observations que nous avons lues, il est rare qu'elle laisse après elle des troubles fonctionnels sérieux.

Châteauroux. — Typ. et Stéréotyp. A MAJESTÉ.

www.ingramcontent.com/pod-product-compliance
Ingram Content Group UK Ltd.
Pitfield, Milton Keynes, MK11 3LW, UK
UKHW020452180726
13839UKWH00004B/1787